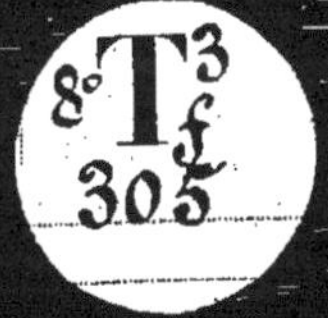

Docteur ALBAREL

(De Névian)

TROIS

RAPPORTS MÉDICO-LÉGAUX

DU XVIe SIÈCLE

PARIS
SOCIÉTÉ FRANÇAISE D'IMPRIMERIE ET DE LIBRAIRIE
ANCIENNE LIBRAIRIE LECÈNE, OUDIN ET Cie
15, rue de Cluny, 15

1912

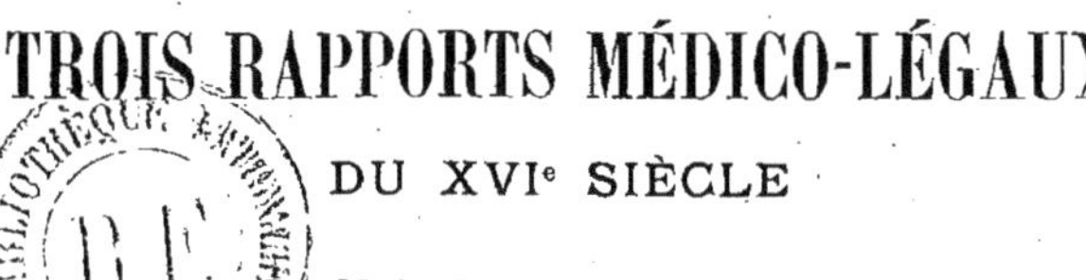

TROIS RAPPORTS MÉDICO-LÉGAUX

DU XVIe SIÈCLE

Par M. le Dr Albarel (*de Névian*).

Laurent Joubert, l'auteur des *Erreurs populaires touchant la médecine et le régime de santé*, donne, dans son ouvrage, l. V, c. iv, trois curieux rapports de sages-femmes ; l'un en béarnais, le second en français et le dernier en languedocien carcassonnais.

Dans le premier, les sages-femmes certifient que la défloration d'une jeune fille n'a pas été consommée ; dans le second, que l'acte a eu lieu ; de même dans le troisième. Il m'a paru intéressant d'étudier ces trois rapports et de chercher à identifier les divers termes médicaux populaires employés au xvie siècle. La tâche a été très ardue et difficile. J'ai fait appel à de nombreux confrères, à des savants, et la plupart sont restés muets. Voilà pourquoi je me verrai obligé de rester souvent dans le domaine de l'hypothèse. Si mon travail pouvait donner à quelqu'un de plus autorisé l'idée de le reprendre et d'arriver ainsi à un meilleur résultat, je croirais ne pas avoir perdu mon temps et me déclarerais satisfait.

Voici le texte des trois rapports :

RAPPORT BÉARNAIS.

Nous Ioanne del Mon et Ioanne Verguire et Beatrix Laurade de la parroqui d'Espoire en Bearn, matrones et meyroulières, interrogades et esprouvades. Certifican a tous et a toutes que appartiendro, que par ordonnance de iustice et commandement du haut magistrat, monsieur lou Juge del dit loc d'Espoire, que lon quinzième iour del mes de May, l'an mil cinq cens quarante cinq, nous matrones suddites, aven trouvade, visitade et reguardade Mariette de Garigues, de l'aage de quinze ans environ, sus asso, que ladite Mariette disie, que era forçade, desflorade e depuiselade. De là ou nous meyroulières suddites, aven tout visitat et regardat, dam tres candelous alucats, toucat dab las mas, et espiat dab lous oueils et arremirat dab lous digts. Et aven trouvat que nou eron pas lous 1° broquadès podads, ny lou 2° baillon delougat, ny la 3° barbole abaissade, ny 4° l'entrepe ridat, ny lou 5° reffiron ubert, ny lou 6° gingibert fendut, ny lou 7° pepillon recoquilhat, ny la 8° dame dau miech retirade, ny lous 9° tres desviades, ny lou

10° vilipendis pelat, ny lou 11° guillevard alargat, ny la 12° barrevidau desviade, ny 13° l'oz bertrand romput, ny lou 14° bipendix aucunement escorgeat. Lou tout nous matrones et meyroulières suddites ainsi disen per nostre rapport et jugement adrect.

RAPPORT FRANÇAIS.

Nous Marion Teste, Iane de Meaux, Iane de Guigans et Magdaleine de la Lippue, matrones Jurées de la ville de Paris, certifions a tous qu'il appartiendra, que le quatorzième jour de juin, mil cinq cens trente deux, par l'ordonnance de monsieur le Prévost de Paris, ou son lieutenant, en ladité ville, nous sommes transportées, en la rue de Frepaut, ou pend pour enseigne la pantouffle, ou nous avons veue et visitée Henriette Pelicière ieune fille, aagée de quinze ans, ou environ, sur la plainte par elle faicte a iustice, contre Simon le Bragard, duquel elle a dit avoir esté forcée et déflorée. Et le tout veu et visité au doigt et à l'œil, nous trouvons qu'elle a les 1° barres froissées, le 2° haleron demis, la 3° dame du milieu retirée, le 4° ponnant debissé, les 5° toutons desvoyez, 6° l'enchenart retourné, la 7° barbolle abbatue, 8° l'entrepend riddé, 9° l'arrière-fosse ouverte, le 10° guilhoquet fendu, le 11° lippion recoquilhé, le 12° barbidaut tout escorché, et tout le 13° lipandis pelé, le 14° guillevard eslargi, les 15° balunaus pendans et le tout veu et visité fueillet par fueillet, avons trouvé qu'il y avoit trace de vit. Et ainsi nous dittes matrones certifions estre vray, à vous monsieur le Prévost, au serment qu'avons à ladite ville.

Après avoir donné ces deux rapports, Laurent Joubert, dans un tableau, compare les signes des matrones béarnaises à ceux des matrones parisiennes.

1° *Brocadès podads*	Ponnant debissé
2° *Haillon delougat*	Haleron démis
3° *Barbole abayssade*	Barbolle abbatue
4° *L'entrepé riddat*	Entrepend ridé
5° *Reffiron ubert*	Arrière-fosse ouverte
6° *Gingibert fendut*	Guilloquet fendu
7° *Pepillon recoquillat*	Lippion recoquillé
8° *Dame dau miech retirade,*	Dame du milieu retirée,
9° *Tres desviades*	Toutons devoyez
10° *Vilipéndis pelat*	Lippendis pelé
11° *Guillevar alargat*	Guillevar élargi
12° *Barrevidau desviade*	Enchenart retourné
13° *L'os Bertrand rompul*	Barres froissées
14° *Bipendix escorgeat*	Barbidaut escorché.

RAPPORT CARCASSONNAIS.

Nous autras Guillaumine et Iano Juradas de la villo basso de Carcassonne, pressas d'ofici per Monsieur l'official del dit Carcassonne, per visitar Marguerite d'Astorguin, si elle ero desflorado et desvierginado, disen et attesten à tous aquels et aquellos que aquestas lettras veyran et legiran, que lou jour de huey, nous hen transportadas en la maison de ladite d'Astorguin et l'aven trouvado colcado sus un liech et après aver fech allucar tres candelos de cero, l'aven regardado en lous yols, palpado et tocado en lous digts. Aven trouvat que l'os Bertrand es romput et fendut, la domno del miech es revirado, lous tres pels desviades, lou quinqueral tout esquinsat, lous intrans et pindourlets escoussendus, lous bons dals constats pla mascrats, lous pèls de dessus tous recoquillats. Per so disen que ladite Margarite, per y aver estat passat lou bout del mescle, es ben desflorade et desvierginade, atal disen et attesten.

Pour les confrères non familiarisés avec le béarnais et le languedocien, je vais donner la traduction des deux rapports en question.

RAPPORT BÉARNAIS.

Nous Jeanne de Mon et Jeanne Verguire et Beatrix Laurade de la paroisse d'Espoire en Béarn, matrones et accoucheuses, interrogées et éprouvées. Certifions à tous et à toutes qu'il appartiendra, que par ordonnance de justice et commandement du haut magistrat, monsieur le juge dudit lieu d'Espoire, que le quinzième jour du mois de mai, l'an mil cinq cent quarante-cinq, nous matrones susdites, avons trouvé, visité et regardé Mariette de Garigues, âgée de quinze ans ou environ, sur ceci, que ladite Mariette disait qu'elle était violentée, déflorée et dépucelée. De là, nous accoucheuses susdites avons tout visité et regardé avec trois petites chandelles allumées, touché les mains, regardé dans les yeux et examiné les doigts. Et nous avons trouvé que n'étaient pas 1° les *brocades* abîmés, 2° ni le *haillon* démis, 3° ni la *barbole* abaissée, 4° ni *l'entrepé* ridé, 5° ni le *reffiron* ouvert, 6° ni le *gingibert* fendu, 7° ni le *pepillon* recroquevillé, 8° ni *la dame du milieu* retirée, 9° ni les *tres* déviés, 10° ni le *vilipendis* pelé, 11° ni le *guillevard* élargi, 12° ni la *barrevidau* déviée, 13° ni *l'os bertrand* rompu, 14° ni le *bipendix* nullement écorché. Le tout nous matrones et accoucheuses susdites ainsi disons par notre rapport et jugement loyal.

RAPPORT CARCASSONNAIS.

Nous autres Guillaumine et Jeanne, Jurées de la ville basse de Carcassonne, prises d'office par monsieur l'official dudit Carcassonne, pour visiter Marguerite d'Astorguin, si elle était déflorée et dépucelée, disons et attestons à tous ceux et celles qui ce rapport verront et liront, que le jour d'aujourd'hui, nous nous sommes transportées en la demeure de ladite d'Astorguin et l'avons trouvée couchée sur un lit et après avoir fait allumer trois chandelles de cire, l'avons regardée dans les yeux, palpée et touchée dans les doigts. Nous avons trouvé que *l'os bertrand* était rompu et fendu, la *domno del miech* est retournée, les *tres pels* déviés, le *quinqueral* tout lacéré, les *intrans et pindourlets* écorchés, les *bons dals coustats* très abîmés, les *pels de dessus* tout recroquevillés. Pour cela nous disons que ladite Marguerite, pour y avoir été passé le bout du mâle, est bien déflorée et dépucelée, ainsi nous disons et attestons.

Si nous nous en rapportons aux écrits de l'époque, nous nous rendons compte que les contemporains de Laurent Joubert accueillirent ces trois rapports avec un sourire sceptique : on alla jusqu'à lui reprocher de les avoir inventés de toutes pièces. Nous trouvons l'écho de ces polémiques dans : *l'Epistre de B. Cabrol, maistre juré en la faculté de Chirurgie, de l'Université, Cité et Ville de Montpellier, chirurgien ordinaire du Roy*. Au-dessous de ce titre on lit : *Repulsive des envieux et venimeux propos tenus contre l'Auteur des Erreurs populaires*. Cette épître se trouve en tête du second volume des *Erreurs populaires*, publié en 1579.

La publication du premier volume avait soulevé de multiples objections et l'auteur avait été en butte aux attaques de nombreux adversaires. Il fut tellement piqué au vif, qu'il décida de ne pas faire paraître la seconde partie de son travail. Son collègue B. Cabrol put s'emparer d'une partie de ses manuscrits et les publia, en les faisant précéder de l'épître en question.

Après avoir fait le plus grand éloge de Joubert et avoir répondu aux calomnies des envieux, il en arrive aux fameux rapports qui nous occupent. Voici ce qu'il en dit :

Il y a bien un autre poinct, duquel M. Joubert est fort absurdement calomnié : c'est pour les dépositions des sages-femmes que aucuns osent dire avoir esté inventées par luy-mesmes. Il réfute bien cela en l'Epistre *à ses amis et bien disans*, nommant celuy qui luy a fourni celles de Paris et de Béarn. Quant à celle de Carcassonne, je sçay bien qu'il l'a eüe d'un qui estoit principal secrétaire de Monseigneur Mareschal Dampuille, qui la récitoit souvent pour plaisir. Et M. Joubert est bien empesché d'entendre seulement les termes desquels usent ces sages-femmes : pour les sçavoir accommoder aux diverses parties du membre qui distingue le sexe. Car il n'est pas en peine d'y trouver autant de pièces qu'en mettent les matrones. Nous en demonstrons ès publiques Anatomies seize ou dix-sept : que je réciteray de l'ordre qu'elles se présentent. 1° C'est l'oz Bertrand ou Barré, autrement dict l'oz Pubis ou du penil ; 2° le poil qui couvre la susdite partie ; 3° la motte, de quelques-uns appelée Mont de Vénus ; 4° les deux lèvres ou babines, qui font la bouche ou embouchcure ; 5° les deux pterigomes ou aislerons grands, nommez vulgairement landies ; 6° les deux moindres aislerons dessous les grands, qu'on appelle Nymphes, d'un mot grec ; 7° le Tentigo ainsi nommé de Fallope qui est comme une verrue au haut de la motte, couvert des grands aislerons. C'est la teste et balanc ou gland du Clitoris, lequel rapporte au membre viril ; 8° ledit Clitoris, composé de deux nerfs caverneux ; 9° deux muscles qui le bendent et font dresser ; 10° l'orifice de la vescie qui est une valve charnue ; 11° cinq ou six caruncules ou carnositez, semblables à verrues ; 12° le grand canal respondant à la longueur du membre viril, ayant force rides circulaires : 13° le hymen qu'on nomme la Dame du milieu ; 14° la bouche ou entrée de la matrice ou amarry, aspre et comme dentelée, ressemblant à la bouche d'une lamproye ; 15° le col de l'amarry ; 16° l'orifice interne qui est l'entrée dans l'amarry ; 17° le fonds et corps de l'amarry, sans aucune distinction de sellules ou logettes. Je taise les testicules et les aisles qui les soustiennent avec les vaisseaux spermatiques ; d'autant que ces parties-là sont par-derrière, cachées à nostre veüe si on ne fend le ventre. Tout le demeurant est manifeste et voyable en la femme entière, sans luy faire aucune incision. Le miroir matrical nous les descouvre toutes Et qui en voudra avoir le passe-temps, pour plus grande asseurance de mon dire, je les luy monstreray volontiers (qu'il me pourvoye seulement d'un subject) comme je les ay monstrées publiquement aux escoles de l'Université en médecine de Paris. Il ne faut donc pas se mettre en fantasie, que ce soyent choses feinctes et controuvées, mais je confesse bien, avec M. Joubert, que je n'entends pas les termes des matrones et que par conséquent je ne les sçay appliquer aux susdites parties. Ainsi ce sont toutes calomnies, maudites et impostures et detractions, que l'Envie pasle et transie a eslancé contre ce bon Docteur et maistre, voyant la grand vogue et deposche qu'avoit le traité des *Erreurs populaires*.

Si nous nous en rapportons à l'auteur des lignes qui précèdent, nous devons tenir pour sincères les trois rapports en question. Pour ma part je ne les crois pas apocryphes et cependant il est bien surprenant que L. Joubert et son ami Cabrol n'aient pas pu identifier les termes qui se rapportent aux parties génitales. Puisque les sages-femmes de Paris employaient les termes que nous avons vus plus haut, il est plus que probable qu'ils étaient entendus par les magistrats ; comment se fait-il que L. Joubert, si au courant des mots populaires, n'ait pas eu connaissance de ceux-là? D'autre part, on a beau consulter les anciens auteurs, fouiller les glossaires et les dictionnaires, tant français que languedociens, à peine si on rencontre quelques indications. De tout cela il résulte un peu de scepticisme et on se demande si L. Joubert n'a pas été berné par les personnes qui lui ont procuré ces rapports.

Malgré ces apparences défavorables, je persiste à croire que les rapports ont été vraiment remis à la justice. Dans certains glossaires érotiques j'ai pu retrouver certains mots, d'autres ont été employés avant L. Joubert, comme j'en donnerai la preuve ; enfin, les termes carcassonnais sont véritablement du cru et s'expliquent très aisément, à part un seul qui reste obscur. Si mes recherches avaient été plus étendues, peut-être serais-je arrivé à dénicher, dans les vieux auteurs, des indications précieuses ; ce sera le travail de confrères chercheurs et curieux.

Nous allons passer maintenant à l'explication des termes béarnais, français et carcassonnais.

Lous brocadès podads. — Le ponnant debissé.
Lou quinqueiral tout esquinsat.

Je n'ai pu trouver la moindre indication sur le mot *brocadès*, le *Trésor du Félibrige* de Mistral est muet à ce sujet. Mais comme il est synonyme de *ponnant*, on peut supposer qu'il vient du mot *brochus*, saillant, *brochitas*, saillie. Le mot *ponnant*, d'après les *Erotica Verba* de de l'Aulnay, s'applique au derrière. D'après cela, *lous brocadès* ne seraient autre chose que les fesses.

Podad est le participe passé du verbe *pouda*, tailler la vigne en languedocien ; rompre, abîmer en béarnais. *Lous brocadès podads* signifierait donc les fesses abîmées.

Nous avons vu plus haut la signification de *ponnant*. *Debissé* a le sens de *en mauvais état* et a été employé une autre fois par L. Joubert.

Certainement j'ai vu plusieurs personnes maigres, transies et *debissées* qui par l'usage de ceste viande en peu de temps ont acquil un embompoint merveilleux. (T. 1, l. III, c. VIII.).

Le *quinqueiral* désigne le derrière, en particulier la saillie des ischions, on dit aussi *quisquairolo*. Quant à *esquinsat*, c'est le participe passé du verbe *esquinsa*, qui signifie déchirer, lacérer, rompre.

Ces trois expressions font donc allusion à diverses blessures qui pouvaient s'observer sur les fesses de celles qui avaient été victimes d'un viol.

Lou haillon delougat. — Le haleron démis.
Lous intrans escoussendults.

Le mot *haillon* est le diminutif de *alo*, aile, et signifie *aileron*, il désigne les grandes lèvres.

Si on consulte les vieilles anatomies, on voit que les grandes lèvres sont souvent désignées sous le nom de *ailes* ou *ailerons*. Bartholin, dans son Anatomie, les appelle *alæ ;* Dionis dit à ce sujet :

Les Grecs ont nommé les grandes lèvres *pterigomata*, de *pterux* qui veut dire *aile*, à cause de la ressemblance.

Nous avons vu plus haut J.-B. Cabrol parler « des deux pterigomes ou aislerons grands nommez vulgairement *landies* ».

Delougat, du verbe *delouga* qui vient de *de*, hors de, et de *loc*, lieu, textuellement hors de sa place, c'est-à-dire démis. L'expression française correspondante n'est que la traduction intégrale de *haillon delougat*.

Intrans, qui sont à l'entrée, qui forment l'entrée, du verbe *intra*, entrer. Ce mot se rapporte aux grandes lèvres. Cette identification est indiscutable : en effet, dans le rapport carcassonnais, *intrans* et *pindourlets* sont accolés et, comme on le verra plus bas, ce dernier désigne les petites lèvres.

Les sages-femmes de Carcassonne ne font allusion qu'aux lésions trouvées au niveau des grandes lèvres. *Escoussendults*, du verbe *escoire*, au participe présent *escosent* ou *escousent*, signifie *rendūs cuisants*, excoriés. On dit aussi *escousegut*.

Les lésions observées sur les grandes et petites lèvres sont très connues et sont signalées par la plupart des auteurs qui ont écrit sur la virginité ; on les retrouve dans les rapports contemporains, principalement lorsque le viol a été commis chez une jeune fille peu âgée.

Nicolaus Venette, dans son livre *de la Génération*, a bien mis en relief ces lésions :

Si la défloration vient d'être commise, si l'homme qui en est l'auteur est bien fourni de ses parties et enfin si la fille est naturellement étroite, il n'y a rien, à ce qu'ils disent, de plus aisé à connaître que la perte de la virginité. Les lèvres et les nymphes de ses parties naturelles, toutes rouges de sang et toutes enflées de douleur, sont les témoins de son impudicité.

Il est incontestable que les matrones de Carcassonne ne pouvaient mieux rendre l'état de la vulve, qu'en employant le mot *escoussendut*, qui exprime bien les lésions observées et les douleurs cuisantes survenant après le viol, surtout quand l'entrée du vagin est étroite et resserrée.

La barbole abayssade. — La barbole abbatue.
Lous pindourlets escoussenduts.

L'expression française est la traduction exacte de l'expression béarnaise.

Godefroy, dans son grand Dictionnaire des termes du vieux français, cite le mot *barbolle*.

Barbolle, parties naturelles de la femme ; — *part of a woman*, COTGRAVE.

Ce n'est pas tout à fait exact ; il est certain que, souvent, la partie est prise pour le tout ; mais ici, dans le cas qui nous occupe, *barbole* désigne les nymphes ou petites lèvres.

Barbolo (lat. *barbula*). Barbe ou fraise de coqs, membrane rouge qui leur pend sous la tête. (MISTRAL.)

Bartholin (ch. XXXV de son Anatomie) dit, en parlant des nymphes :

Color est rubeus instar cristæ galli sub Gutture.

Zacchias, dans ses *Questiones medico-legales*, dit que les petites lèvres ressemblent à la crête des coqs, et enfin Palfin, anatomiste du XVIIIe siècle, est plus explicite :

Leur figure est triangulaire et semblable à cette excroissance ou crête qui pend au-dessous du gosier des coqs.

D'après ce qui précède, l'identification de la *barbole* avec les nymphes paraît indiscutable.

Abayssade, participe passé du verbe *abaissa*, signifie abaisser, abattre.

Les anciens anatomistes s'entendent tous pour parler de la fermeté des nymphes.

Les filles ont ces parties si fermes et si solides que l'urine sort d'entre leurs nymphes avec sifflement. Les femmes les ont molles et flasques. PALFIN. — Les nymphes sont comme les grandes lèvres, plus fermes chez les jeunes femmes que chez celles qui sont mariées depuis longtemps. BAUDELOCQUE.

Un passage de Zacchias nous donne la signification du terme *abayssade* :

Nymphæ sunt etiam in virginibus magis tensæ, in corruptis laxiores et tanto laxiores quanto frequentiori coitu usæ fuerint.

La *barbole abattue* fait allusion à la perte d'élasticité des petites lèvres après le coït.

Pindourlet signifie textuellement : ornement qui pend ; par extension, on l'a appliqué à la fraise des coqs et il est devenu ainsi un synonyme de *barbole*. Je ne reviens pas sur le mot *escoussendut*, qui a été expliqué plus haut.

L'entrepé ridat. — L'entrepend ridé.

Le rapport carcassonnais ne donne pas d'équivalent.

Le dictionnaire de Godefroy fournit *entrepau*, *entrepèle* et *entreipeile*. *Entrepau* ne nous intéresse pas, il désigne la partie du corset près de la gorge, l'intervalle qui sépare les deux côtés. Il n'en est pas de même d'*entrepèle*.

Entrepèle, entreipeile, la membrane appelée hymen ? Godefroy prend la précaution d'ajouter un point d'interrogation. Il donne comme exemple les vers suivants :

Aprenez a mengier Joute
Vous qui ne goustes de pois,
Aprenez a mengier Joute
Qu'en son cul ne vous engloute
La marrastre des III rois.
Qui a l'*entrepèle* route
Pour une culaine goute
Qui la tient au trou brenois.

WATRIQUET, *Fastrasie*, *I*, *Scheler*.

Si on examine avec soin ces vers, on en conclut facilement qu'il ne s'agit pas de l'hymen. D'ailleurs, nous retrouverons cette membrane plus bas. Le poète fait allusion à une vieille femme, à une *marrastre ;* il y a fort à parier que son hymen a disparu depuis longtemps. De plus, ici, le mot *cul* se rapporte très probablement aux parties génitales de la femme, puisque au dernier vers nous trouvons le synonyme d'anus : *le trou brenois* (de *bren*, matière fécale).

L'auteur parle d'engloutissement, il fait donc allusion à une grande ouverture, et l'on sait que le diamètre de la vulve est surtout augmenté par la rupture de la *fourchette*, qui entraîne la déchirure du périnée. Dans le cas actuel, c'est une *culaine goutte* qui, après avoir rongé le périnée, est venue ronger la fourchette.

L'*entrepé* ou *entrepend* est donc la *fourchette ;* la membrane hymen aurait été déchirée ou renversée. Ce qui le prouve, c'est le mot *ridat* ou ridé, c'est-à-dire relâché.

Bartholin nous donne l'explication désirée. Voici ce qu'il dit, au sujet de la fourchette :

Inferna labiorum commissura in virginibus tensa est, constricta ac velut ligamentosa, in corruptis laxa.

Laxa est synonyme de *ridat*.

Palfin exprime la même idée dans son Anatomie et remarque que la fourchette est une peau ligamenteuse, tendue chez les jeunes filles. La dilatation de la vulve par le membre viril entraîne l'allongement de cette membrane, qui ne reprend pas sa tonicité première.

A l'appui de cette thèse, je puis encore citer d'autres témoignages, car les auteurs anciens ont particulièrement insisté sur la tension de la fourchette et sur son relâchement après le coït.

Gaspard Bauhin dit :

Labiorum commissura in virginibus tensa, constricta, in corruptis laxa.

Philippe Verheyen :

Hoc frenus in virginibus primo pubescentibus maxime tensum, in puerperis laxissimum esse consuevit.

Riolan ajoute :

Membrana inferior nympharum adhuc tensa est, sed in defloratione e frequenti coitu deprimitur.

De même, de Graaf :

Frenuli hujus laxitas summaque depressio vel abolitio, inter alia, perditæ virginitatis signum quodammodo tantum exhibere credatur.

Il est inutile d'allonger la liste des auteurs qui ont noté la laxité de la fourchette après le coït. Tout ce qui précède semble prouver de façon indiscutable que les mots *entrepé* et *entrepend* désignent bien la fourchette.

Lou reffiron ubert. — L'arrière-fosse ouverte.

Le rapport carcassonnais a laissé ce signe dans l'ombre.

Le mot *reffiron* a échappé complètement à toutes mes investigations. Nous nous en rapporterons à Laurent Joubert lui-même, qui a consacré un long développement à l'ouverture de l'arrière-fosse :

Il y a un autre cloistre ou closture (*reffiron* et *arrière fosse*, l'appellent les matrones) qui n'est de moindre importance que l'hymen, sinon plus, à mon advis. Car les susdites peaux et valves peuvent estre ouvertes et escartées de la fille mesme, y mettant souvent le doigt comme font quelques unes peu chastes de cœur, et qui recevroient bien dans leur enfer le diable du bon hermite, si elles en avoyent telle commodité et n'estoyent tenues en crainte et en subjection ; filles qui ont mauvais commencement, d'une meschante inclination à paillardise, ou pour estre oisives, ou adonnées à folles compagnies, à la lecture des livres de l'amour et autres causes de lasciveté. Mais il y a un autre fort et ravelin plus en arrière, que la fille ne peut toucher de ses doigts, au moins ne le peut ouvrir : ou ce seroit par un autre moyen. C'est l'antichambre que nous avons dit, proprement appelé le col de la matrice qui est fendu de travers, au contraire de l'hymen et de la partie honteuse, que l'on rencontre premièrement. Car il y a trois portes jusques a la matrice : deux en formes de valves et la troisième fendue de travers. Ce col de matrice est rond et dur, ressemblant à une teste de lamproie, ainsi fendu et aspre, comme s'il estoit garni de dents. Il faut que ce conduit s'ouvre pour la conception. Car que la semence soit jettée au grand canal tant qu'on voudra, sans entrer en ce destroit, il n'y a rien de faict. Ce passage est le plus difficile et qui s'ouvre le plus tard. On aura joui d'une fille quelquefois bien longtemps avant que le col de sa matrice ait esté ouvert. Dont on la peut encore dire pucelle, d'un second pucellage; en tant que la copulation charnelle a pour fin et principal but la génération. Et que d'ailleurs, le plus grand plaisir qu'on prend à l'acte vénérien est en cest endroit là. Parquoy tout le demeurant peut estre pour la follastrie, et non à bon escient. C'est là (à mon advis) le principal cloistre, ou l'arrière-fort de la virginité ; et ne faut tenir une fille pour bien desflorée ou depucellée, tant que ceste arrière-fosse n'a point esté ouverte. C'est comme la fauce braye que vous rencontrez ayant franchi le grand fossé. Il faut encore donner là-dedans, si vous voulez entrer au fort et planter l'enseigne. Or on peut recognoistre que ce *reffiron* ou *arrière fosse* (qu'appellent les matrones) a esté quelquefois ouvert, par deux moyens. L'un est en dilatant et eslargissant avec un miroir matrical les deux autres passages. Si on a bonne veuë, on peut voir le col de la matrice, avec sa fente qu'on jugera assez facilement si elle a esté ouverte ou non. Car ayant esté une fois eslargie, elle n'est jamais tant rejointe, qu'on ne puisse bien remarquer la trace de son ouverture. Mais pour plus grand confirmation, que l'on y présente une chandelette. Si elle y rentre facilement, le passage y a esté fait. Car ce n'est pas comme nous disions du grand canal charnu et mol : ce col est dur et de substance moyenne entre chair et cartilage. Dont ayant une fois cédé et presté, il est tousjours depuis aucunement béant : sinon lors que la femme est enceinte. Car adonc, comme toute la matrice se presse contre l'enfant, ainsi son col est fort rentré et contraint. Voilà une des preuves qui est oculaire et manuelle. Je viens à l'autre plus honneste et secrette : mais non pas si certaine. Faites entrer dans les susdites valves, par le moyen d'un entonnoir matrical, du parfum de Jayet, ou mettez un peu de son huile dans la nature d'une fille. Si vous en sentez l'odeur à sa bouche, ou à son nez, de l'air qu'elle expirera, il y a grande apparence et probabilité, que son arrière cloistre est ouvert. Toutesfois elle pourroit bien avoir la matrice tant espaisse, que l'odeur n'en parviendroit en haut, jaçoit que son col fut ouvert; comme il advient à des femmes, suivant la preuve qu'en fait Hippocras en l'aphorisme 59 du cinquième livre.

Tout commentaire me paraît superflu ; contentons-nous d'admirer la naïveté de notre grand confrère.

Lou gingibert fendut. — Le guilhoquet fendu.

Le mot *gingibert* m'est complètement inconnu. Cependant il me paraît possible de l'identifier avec l'entrée du vagin.

La vulve a été comparée à une bouche, on lui a même donné de grandes et de petites lèvres ; on a reconnu à son intérieur une ressemblance avec l'intérieur de la bouche :

Les grandes lèvres présentent deux faces, l'une externe, qui se couvre de quelques poils à l'âge de la puberté et ne diffère d'ailleurs en rien des tégumens ordinaires ; l'autre interne, rougeâtre chez les jeunes filles et plus pâle chez les femmes qui ont eu des enfants, est formée d'une peau très mince, semblable à celle de l'intérieur des lèvres de la bouche. (BAUDELOCQUE.)

Cela semblerait un argument en faveur de l'hypothèse qui ferait venir *gingibert* du mot languedocien *gingibo*, gencive. L'entrée du vagin ressemble bien à une bouche sans dents, aux gencives rougeâtres.

Guilhoquet paraît avoir été formé du mot *guilhe*, diminutif de *aiguille* et qui, en vieux français, a le sens de *fausset*. Ce mot, comme son synonyme *douzil*, cher à Rabelais, s'applique, dans le langage érotique, au membre viril. Dans ce cas, le *guilhoquet* ne serait que l'endroit où passe la *guilhe*.

L'entrée du vagin étant resserrée chez les vierges, sa fente s'élargit lors du passage du membre. Melchior Subizius fait de cet élargissement un signe de défloration :

Hanc angustiam vaginæ obstetrices dicunt tantam esse, ut vix ovum columbinum admittat. Nam amplitudo si fuerit major, corruptionis signum esse dictitant.

Lou pepillon recoquilhat. — Le lippion recoquillé.
Lous pels de dessus tout recoquilhats.

Pepillon, pepilhou, pavillon, dais, dôme. C'est le pénil ou mont de Vénus, dont la saillie, plus ou moins proéminente et recouverte de poils, couvre comme d'un dais les parties génitales. C'est, en somme, l'idée qu'exprime Bartholin :

Pili sunt in mulieribus..... a natura producti, partim ad tuendas partes, partim ad velandas.

Le mont de Vénus a été aussi appelé *motte* par les anciens anatomistes, à cause de la graisse qui le compose en grande partie, ce qui rend cette éminence « molle et épaisse » (PALFIN). *Lippion* n'est, en somme, qu'un synonyme de *motte* ; il est fort probable qu'il a été formé du grec λίπος, graisse.

Recoquilhat, recoquillé, recroquevillé, frisé. Ce signe est jugé très peu important par Joubert :

Depuis que les filles et femmes ont apprins de chevaucher à l'Italienne, le jarret contre l'arçon, leur poil n'est si bien rengé, ainsi un peu récoquillé ; et la motte plus en platte forme, qu'aux autres femelles, qui chevauchent les cuisses bien serrées.

Ce signe se retrouve dans Riolan et dans Zacchias :

Notat præterea Riolanus in virginibus, neque prætcrit id ipsum Pinæus lib. 1, cap. 7, quod habeant pilos pubis promissos ac planos; ex autem quæ virum expertæ frequenter fuerint magis crispos.

Ajoutons que Zacchias traite ce signe de très léger, *leviusculum.*

La dame dau miech retirade. — La dame du milieu retirée.
La domno del miech revirado.

Nous arrivons, enfin, au signe principal sur lequel Joubert s'est longuement étendu. *La dame dau miech, la dame du milieu, la domno del miech,* n'est autre chose que la membrane *hymen.* Je transcris ce que dit notre auteur là-dessus :

Laissons les autres signes et venons au principal qui, de tout temps, a esté renommé pour vraye marque de pucellage. C'est *la dame du milieu,* que les anciens ont appelée *hymen,* ceinture ou zone, ou cloistre de virginité : sçavoir est, une peau tendue au travers du passage, qu'il faut rompre au dépucellement. Et pour ce on appelle Hymenée, le Dieu qui préside aux nopces, et lequel on invoquoit pour estre favorable aux pucelles à ce combat, aux fins qu'elles n'en mourussent. Plusieurs estiment que c'est une fiction poétique, et une erreur des gens peu versez en l'anatomie, soyent médecins ou chirurgiens, qui ont reçeu et tenu jusques à présent, qu'il y a au devant du col de la matrice, presque au milieu du passage dédié au membre viril (comme la gaine au couteau) une peau tissue de veines et artères en façon de haye, que l'on rompt en la défloration. Dont les pauvres fillettes ont grand douleur, et rendent quelque sang vermeil. Les modernes Fernel, Sylvies, Vassé et autres tiennent cela pour fable, affirmant qu'il n'y a aucun obstacle, ou diaphragme, haye ou mur metoyant (comme on le voudra appeler) en ce passage là, non plus que dans le gros boyau, trop connu des Sodomites abominables. Si cela estoit vrai, la douleur que sent une pucelle en sa défloration, ne seroit que l'extention et dilatation du conduit (lequel jusques adonc estoit demeuré contraint et serré) qu'on eslargit maintenant par force : comme quand on met le doigt au fondement d'un petit enfant, pour le sonder, à cause de la pierre. Car la nature de la fille est ainsi dilatable, sauf le plus ; dont il ne faut trouver estrange ce qu'on dit quelques unes avoir esté deflorées à six ou à sept ans (et plus jeunes encore) par des vilains infames.

Tout le chapitre serait à citer ; pour ne pas trop allonger mon article, je vais me contenter d'en donner un autre passage, très intéressant :

Revenons à la dame du milieu qui est comme une case-matte dans le fossé, laquelle doit estre rompue du premier qui fera le passage. Nous avons dit que plusieurs nient ceste closture ou deffense : et j'ai esté long temps de leur advis ; mais enfin, adverti de Fallope, j'y ai regardé de plus près, et recognu encores plus exprès ce qu'il en escrit en ses curieuses observations anatomiques. Je trouve que derrière le conduit de la vessie, par lequel l'urine se verse au grand canal, il y a de chasque costé une

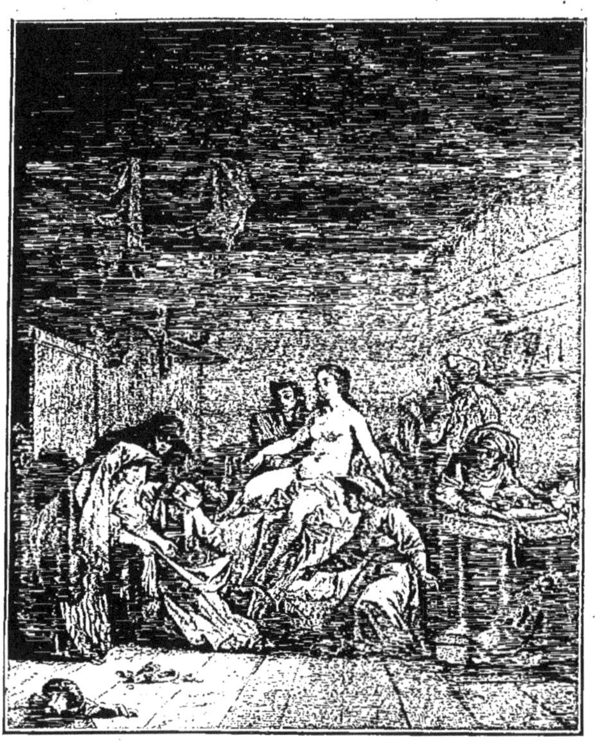

LA CONSTATATION DE LA VIRGINITÉ DANS L'ANCIENNE RUSSIE.
(D'après une estampe de SAINT-AUBIN, gravée par R. LE PRINCE.)

peau charnue, qui fait un demi-cercle et que toutes deux se joignent pour fermer le conduit; leur conjonction estant faite de certaine viscosité, comme est la chassie qui agglutine et colle ensemble les paupières. Ce n'est pas une peau continue, ainsi que plusieurs ont pensé, ains (1) deux membranes contigues et connexes de quelque glu; dont le passage est mollement bouché. De sorte que advenant la nécessité des menstrues, il s'y fait un petit passage au beau milieu, par où distille et dégoutte le sang dit menstrual. Mais quand la fille vient à estre desflorée, le membre viril fait totale ouverture, en renversant ces deux membranes deçà et delà, contre les costez du canal, où depuis elles demeurent ainsi retirées et applaties, sans se plus tourner, conjoindre ou agglutiner. Et c'est ce que les matrones disent, la dame du milieu retirée. On en voit encor des vestiges aux vieilles femmes, jaçoit qu'elles ayent fait beaucoup d'enfants. Mais ce n'est qu'un petit filet charnu en chasque costé; le reste s'estant perdu et (comme l'on diroit) usé pour avoir esté frayé et refrayé infinité de fois. Or la douleur que sent la vierge au depucellement est que la mantule ne sépare pas ces membranes de peu a peu, ains les force tout à coup de sa teste qui est plus grosse que le demeurant. Car les maris qui pensent de n'y estre jamais à temps, et encor plus les paillards, violateurs du sacré pucellage, y vont à l'estourdie et veulent entrer dedans tout à un coup. Si on taschoit à séparer de peu à peu ces deux peaux, et premièrement d'un petit membre, puis d'un moyen, et enfin d'un plus grand (si on en avoit trois, comme feignoit le compagnon, de qui l'espousée craignoit fort le gros manche, et puis le trouva trop menu) certainement la fille n'endureroit pas douleur. Tout ainsi que sans douleur, on desfait petit à petit les paupières chassieuses, lesquelles si on veut ouvrir tout à coup, outre ce qu'on y sent grand douleur, quelquesfois l'une ou l'autre s'escorchent, ou toutes deux, ceste-cy en un endroit et ceste-là en un autre. Parce que la viscosité les retient fermement attachées : et il faut détremper la chassie au préallable et puis retirer bellement chasque paupière de son costé. Ainsi plusieurs filles endurent violence et dilacération à l'ouverture de ce passage là et une des membranes emporte quelque pièce de l'autre. Ce qu'advient plus à celles qui sont d'aage, que aux jeunes fillettes, d'autant que la cole se rend plus ferme, comme le corps se desseiche et par conséquent elle tient plus. Aux jeunes filles encore mollasses, ce n'est que mucosité et bave, dont si on y va sagement, il n'y a tant de difficulté : supposant tousjours que le sujet soit de taille requise, et qu'il n'y ait sinon à séparer et renverser lesdites peaux. Qui sont vraiment valves, c'est-à-dire portes fendues en deux parts; qui se renversent en dedans. Et de là peut estre dit *Vulve*, le canal qui donne entrée et conduit à la matrice; laquelle est comme une chambre préparée au lict de l'enfant : ayant encor son antichambre entre elle et le grand canal. C'est le vray col de la matrice. Or de cela on peut entendre comment et de quoy plusieurs filles rendent du sang en leur défloration; sçavoir est pour la dilacération de cest hymen, surtout en celles qui sont aagées. Les plus jeunes en peuvent rendre aussi, mesmes si elles ont eu quelquefois leurs menstrues. Car au derrière desdites peaux se retient quelque matière de sang qui a flué des parties supérieures. Et lorsque l'ample ouverture est faite, ce reliquat se vuide au premier assaut par la nouvelle bresche. Voilà comment toutes peuvent avoir quelque saignée en leur défloration, pourveu qu'elles soyent en puberté, capables de leurs menstrues. Comme il est bien raisonnable qu'on ne marie plustost les filles, selon

(1) Mais.

la loi de nature escrite dans nos cœurs et je crois que la loi de Dieu ne le permet autrement. Dont non sans cause il est dit au *Deutéronome*, que si la femme est accusée par son mari, de n'avoir esté trouvée pucelle, le père et la mère d'elle présenteront aux anciens de la ville, les vestemens, ou linges, esquels seront les signes de sa virginité. De quoy on peut entendre que les parens estoyent curieux de garder les linceux et la chemise de la première nuict, pour tesmoigner et respondre de la virginité de leurs filles en temps et lieu. Encores aujourd'hui les Espagnols, grands observateurs de cérémonies, font que le lendemain des nopces, les matrones monstrent en public, et avec grande acclamation, les draps du lict nuptial : pour voir les taches de la défloration, crians par plusieurs fois d'une fenestre qui responde à la rue : *Virgen la tenemos*. Mais il s'y fait beaucoup de tromperies ; comme aussi, dit le proverbe, qu'on est plus trompé en femmes et en chevaux, que en tout autre animal.

Nous reprendrons ci-dessous la question à propos des caroncules myrtiformes.

Lous tres desviades. — Les toutons devoyez. — Lous tres pels desviades.

Nous devons rester ici en pleine hypothèse. Je n'ai trouvé d'indications nulle part, au sujet des mots qui nous occupent. Je suis persuadé, pour ma part, que *lous tres, les toutons, lous tres pels*, désignent les caroncules myrtiformes.

La première objection qui se présente à l'esprit est celle-ci : puisque les sages-femmes mentionnent l'hymen, il paraît impossible qu'elles fassent allusion aux caroncules myrtiformes qui sont un reliquat de cette membrane.

Au sujet de l'hymen, les anciens anatomistes se divisent en trois catégories. La première comprend ceux qui admettent l'existence de la membrane ; la deuxième, ceux qui la nient et n'admettent que les caroncules myrtiformes ; la troisième, enfin, groupe ceux qui admettent à la fois l'hymen et les caroncules.

Au nombre des premiers citons, d'après Bartholin, Vesale, Fallope, Fabrice d'Aquapendente, Casserius ; Zacchias y ajoute Riolan, Colombus, Séverin Pinœus ; n'oublions pas Laurent Joubert lui-même.

Les seconds comprennent Vassæus, Ambroise Paré, Angenius, Ulmus, Laurentius, Zacchias et, parmi les anatomistes plus récents, Dionis et Palfin.

Tu noteras pour conclusion qu'on ne trouve pas dedans la cavité cette tunique (comme quelques-uns veulent) que l'on appelle hymen, ou panicule virginal, lequel au premier coït les femmes disent qu'il se rompt et déchire. (A. Paré, l. III, c. xxxiv.)

Plusieurs anatomistes ont supposé une membrane transversale dans le col de l'utérus, à laquelle ils ont donné le nom d'hymen ; et parce qu'ils ont vu en quelques sujets les caroncules jointes par une membrane, ils ont établi pour certain qu'elle se trouvoit dans toutes les filles, et ils en faisoient la véritable preuve de la virginité, persuadez que quand elle n'y étoit point, il falloit que la fille eut été déflorée par quelque chose qui étoit entré dans son vagin. J'ai cherché cette membrane dans plusieurs filles que j'ai ouvertes à tout âge et qui assurément avoient été sages. Je ne l'y ai jamais trouvée. (DIONIS, *IIe Démonstration.*)

Plusieurs anciens anatomistes admettaient l'existence des caroncules et de l'hymen. Zacchias ne cite pas de noms, mais dit explicitement :

Hymenem autem, quem alii describunt, dicunt esse membranam tenuissimam ultra prædictas carunculas in ductu interiore muliebris sinus positam, atque in sui medio pertusam.

Ce texte ne laisse aucun doute à cet égard. Mais l'anatomiste le plus fameux qui ait admis les caroncules et l'hymen, c'est Bartholin, qui, dans son Anatomie, consacre le chapitre XXI du Ier livre à l'hymen et le chapitre XXXIII aux caroncules myrtiformes.

Il n'est donc pas étonnant de voir des matrones, donnant des signes de virginité plus ou moins extraordinaires, admettre avec certains anatomistes l'existence simultanée des deux parties qui nous occupent.

Les caroncules varient de nombre suivant les auteurs. Certains en admettent cinq et même six, la plupart en comptent quatre, d'autres enfin en ramènent le nombre à trois.

Ces caroncules sont au nombre de trois pour l'ordinaire. (BAUDELOCQUE.)

Il est fort probable que *lous tres, lous tres pels*, désignent les trois petites membranes. Le mot *pel*, en carcassonnais, a deux significations ; s'il est au masculin, il désigne le *poil*, le *cheveu ;* s'il est au féminin, il doit se traduire par *peau*. Dans le cas présent, bien que nous ayons l'article masculin pluriel *lous*, je reste persuadé que le mot *pel* signifie *peau* et non *poil*. Les fautes d'impression abondent dans l'ouvrage de L. Joubert, certains mots changent d'orthographe d'une page à l'autre, et nous devons ici en avoir un exemple.

En effet, *lous* étant au masculin pluriel, *desviades* devrait être orthographié au masculin et être remplacé par *desviats*. Les participes passés des verbes en *a* en languedocien prennent un *t* et font *at*, comme *pelat, recoquilhat ;* le pluriel masculin s'obtient en ajoutant un *s*, comme dans l'exemple suivant : *lous bons dals coustats pla maserats. Desviades* est au contraire une terminaison féminine ; c'est ce qui m'amène à dire qu'on doit substituer l'article féminin *las* à l'article masculin *lous* et lire *las tres pels desviades* : les trois peaux dévoyées.

Le mot *toutons* m'est resté complètement inconnu, et je ne vois pas l'hypothèse qu'on pourrait faire à son sujet.

Lou vilipendis pelat. — Le lippendis pelé. — Lous bons dals coustats pla maserats.

J'avoue n'avoir rien trouvé au sujet de ces mots; ils sembleraient désigner la partie externe des grandes lèvres. La plupart des anciens anatomistes décrivent la partie externe des grandes lèvres, qu'ils appellent *lèvres*, et la partie interne ou muqueuse, à laquelle ils donnent le nom d'*ailes*, *ailerons*. Bartholin, énumérant les diverses parties des organes génitaux de la femme, nomme : « *pili pubis, labia et monticuli ipsi, rima magna exterior, alæ*, etc. ». Nous avons vu plus haut que J.-B. Cabrol, après avoir nommé « les deux lèvres ou babines qui font la bouche ou emboucheure », cite immédiatement après « les deux pterigomes ou aislerons grands, nommez vulgairement landies ».

Le mot *lippendis* pourrait avoir la même origine que *lippe*, lèvre. Quant au mot carcassonnais *bons*, il est à supposer qu'il n'est pas pris ici dans son sens littéral. *Boun* signifie *bouton*, *furoncle* ; par extension, on lui fait signifier *élevure*, *saillie*.

Lous bons dals coustats s'appliqueraient donc aux deux saillies que font les grandes lèvres à la partie supérieure ; il est fort probable que les « *monticuli* » de Bartholin font allusion à ces éminences.

Maserat, du verbe *masera*, a le sens de pressé, abîmé.

Lou guillevar alargat. — Le guillevar eslargi.

Le mot *guillevar* semble avoir la même origine que *guilhoquet* et doit venir de *guille*. C'est l'endroit qui doit recevoir la *guille*, la gaine pour le couteau, le *vagin*. Les anciens anatomistes s'étendent sur l'étroitesse de ce canal chez les vierges :

> *Immediate post carunculas, quæ conjunctæ hymenem constituunt, cavitas quædam succedit intro progrediendo, quæ sinus pudoris appellantur, hæc veluti fossicula quædam est; et in virginibus angustior viditur et exucca, in corruptis multo capacior et humidior* (Zacchias.)

Le passage du membre viril, d'après les matrones, laissait le vagin dilaté.

La barrevidau desviade. — L'enchenart retourné.

Le mot *enchenart* permet d'émettre une hypothèse sur sa signification et sur celle de *barrevidau* que j'ai cherchée en vain. Le vieux français *enche* désigne un robinet : *enchenart*, dérivant probablement de lui, pourrait bien se rapporter au méat urinaire. Pourquoi les matrones le qualifient-elles de dévié ou de retourné?

Les anciens anatomistes supposaient que le méat urinaire était fermé par une valve, provenant d'un repli de la caroncule myrtiforme supérieure :

L'orifice de la voscie qui est une valve charnue. (J.-B. CABROL.) — *Foramen cervicis vesicæ cum valvula carnosa. ... Una (caruncula) quidem anterior est in ambitu foraminis meatus urinarii, ad claudendum.* (BARTHOLIN.)

Les matrones devaient faire allusion à cette valve, que le coït avait retournée.

L'oz Bertrand romput. — Les barres froissées. — L'os Bertrand rompul e fendut.

L'os Bertrand ne désigne pas, comme on le croit communément, le *sacrum*, mais le *pubis*.

L'ignorance de l'anatomie est cause de plusieurs propos absurdes et ridicules. Comme de dire que l'oz Bertrand (c'est du penil, en latin *os pubis*) se ouvre et eslargit pour le passage de l enfant. (L. JOUBERT.)

L'auteur ajoute plus bas :

Un signe très faux est celuy de l'oz Bertrand rompu : car nous avons remonstré au premier chapitre du quatrième livre, que mesmes par l'enfantement (qui est un bien plus grand esfort) il ne s'ouvre ni froisse.

Il est certain qu'il fallait de la bonne volonté pour trouver l'os du pubis rompu après un coït.

Lou bipendix escorgeat. — Le barbidaut escorché.

En procédant par élimination, on arrive à supposer que *bipendix* et *barbidaut* désignent le clitoris.

Les glossaires sont muets au sujet de ces deux mots.

Le préfixe *bi* fait peut-être allusion aux deux parties qui forment cet organe.

Il est formé de la réunion de deux autres corps également cylindriques, appelés corps caverneux. (BAUDELOCQUE.)

Bartholin, dans sa description, emploie le verbe *propendere*, qui se rapproche de *bipendix*:

In aliis vero major est vel minor : in nonnullis propendet instar penis virilis.

Les balunaus pendants.

Les matrones françaises sont les seules à employer ce terme, qui, comme certains autres, est resté introuvable. Je ne vois pas à quelle partie des organes génitaux on peut l'appliquer, je me demande même s'il ne faut pas aller chercher ailleurs. Dans le glossaire érotique de de l'Aulnay, les seins sont appelés *ballotes*, mot qui se rapproche de *balunaus;* or Zacchias, dans ses *Quæstiones medico-legales*, donne comme signe de la défloration le ramollissement des seins, *mamınas laxas*.

Après avoir passé en revue ces divers signes du dépucelage, il me reste, pour être complet, à en examiner d'autres, auxquels font allusion les matrones.

Aven tout visitat e regardat dàm tres candelous alucats, toucat dab las màs et espiat dab lous oueils et arremirat dab lous digts.....

Apres aver fach allucar tres candelas de cero, l'aven regardado en lous yols, palpado et tocado en lous digts.

Ces trois chandelles allumées devaient procéder d'un rite quelconque, qui nous échappe maintenant. Je n'en ai trouvé trace nulle part, et cependant j'ai feuilleté beaucoup d'anciens ouvrages.

De même, je n'ai pas trouvé mention des signes observés dans les mains et dans les doigts. Martinus Schurigius, qui est très complet là-dessus, ne parle que des signes des yeux.

Voici ce qu'il en dit :

Virginum quippe oculos modestia dejici, pœne immobiles; at ejus puellæ, quæ de viro gustaverit, oculos vibrantes et flagrantes indicium ejus rei facere.

Il ajoute plus loin :

Nonnulli etiam ex oculis integram aut amissam virginitatem colligere volunt, qui a prævio coitu tam feminis, quam masculis, modo subsident, modo intumescunt, modo luneolam lividam circa palpebras assumunt.

Comme on le voit, les signes des yeux ne pouvaient guère donner de renseignements.

D'ailleurs, tous les signes donnés par les sages-femmes ne sont pas plus positifs, et les auteurs qui ont écrit sur la virginité s'accordent à dire qu'il est très difficile, dans la plupart des cas, d'être affirmatif. Ce que pensaient les anciens peut se résumer dans cette phrase de Nicolaus Venette :

« A moins qu'une fille aist été trouvée entre les bras d'un homme et qu'on ne l'examine au même instant, il n'y a guère de moyen de connoître sa défloration. Car si l'on attend quelque temps, tous les signes, qui l'accuseroient alors, ne paroîtront plus, et l'on n'oseroit, sans lui faire injustice, la taxer d'impudicité. Si bien que je conclus ardiment que puisque la nature ou l'artifice peut cacher aux yeux des plus savans médecins et des plus adroites matrones, les marques de la virginité, on ne peut avec certitude connoître véritablement la défloration ou le violement d'une fille. »

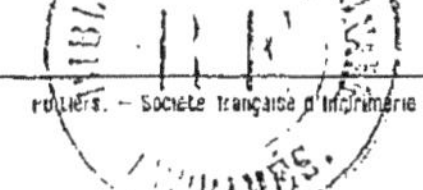

Poitiers. — Société française d'Imprimerie

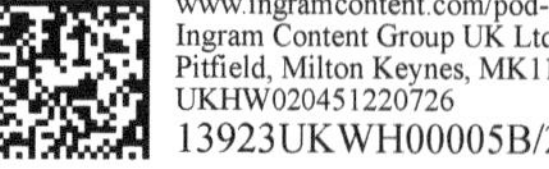

www.ingramcontent.com/pod-product-compliance
Ingram Content Group UK Ltd.
Pitfield, Milton Keynes, MK11 3LW, UK
UKHW020451220726
13923UKWH00005B/2479

9 782019 480646